AF302533

RAVIVER LA SEXUALITÉ AU SEIN DE SON COUPLE

Par Laura Regaglia
Sous la direction d'Antonella Delli Gatti

50MINUTES.fr

RAVIVER LA SEXUALITÉ AU SEIN DE SON COUPLE

TOUS LES CONSEILS POUR STIMULER SA LIBIDO

- **Problématique ?** Après quelques années, beaucoup de couples se retrouvent avec une libido en berne. Pour quelles raisons ? Comment retrouver l'élan sexuel ?
- **Objectif ?** Mieux déchiffrer les difficultés liées à la sexualité de façon à comprendre comment raviver le désir sexuel dans son couple.
- **FAQ ?**
  - Quelles sont les causes les plus fréquentes de la baisse du désir dans un couple ?
  - Quel est l'impact des films pornographiques sur la libido ?
  - Mon/ma partenaire ne veut plus faire l'amour, que dois-je faire ?
  - La pilule contraceptive diminue-t-elle le désir sexuel ?
  - Si je ne désire plus mon/ma partenaire, cela veut-il dire que je ne l'aime plus ?

- La baisse du désir sexuel est-elle liée à l'âge ?
- Est-il possible que je ne ressente plus jamais de désir pour mon/ma partenaire ?

De nombreux couples se retrouvent, à un moment ou à un autre, confrontés à une baisse du désir sexuel, et ce quels que soient le sexe ou l'âge des personnes concernées.

> « Depuis quelques mois, je n'ai plus d'envie sexuelle. Ma libido est en chute libre. J'essaie désespérément de trouver une solution… Ma meilleure amie me conseille vivement d'aller voir une sexologue. » (Lucie, 35 ans)

> « Je regarde très souvent des films pornographiques, il n'y a que comme cela que j'arrive à avoir une érection. Ma femme me reproche de ne plus la désirer. » (Pierre, 65 ans)

À quoi cela est-il dû ? Est-ce irrémédiable ? Comment faire pour surmonter ce genre de difficultés ? Ensemble, tentons de trouver des pistes pour relancer la libido.

Pour ce faire, trois grandes parties seront abordées dans cet ouvrage. La première partie expliquera les différentes causes qui peuvent engendrer une baisse de désir sexuel : elles peuvent être psychologiques, hormonales, pathologiques ou médicamenteuses. La deuxième partie aidera les individus à surmonter une baisse de libido. Elle proposera aussi des outils qui feront grimper votre libido en flèche. La dernière partie sera consacrée à l'entretien de la libido au quotidien de manière facile et durable.

COMPRENDRE LA SEXUALITÉ POUR MIEUX LA VIVRE

LE DÉSIR SEXUEL, C'EST QUOI ?

Tout d'abord, qu'entend-on par désir sexuel ? Il s'agit d'un sentiment, d'une émotion spécifiquement sexuelle qui naît dans notre cerveau et fluctue. C'est, en quelque sorte, l'impulsion qui nous donne l'envie de faire l'amour. L'excitation est l'effet physique que produit ce désir sur notre corps.

Il est possible qu'un « endormissement érotique » s'installe petit à petit sous les draps. Les rapports s'espacent au fil du temps et la libido chute progressivement. Durant la première année, la sexualité est souvent à son paroxysme, mais elle s'essouffle ensuite. Il est tout à fait normal de ressentir alors une diminution de la libido, car on s'est habitué à la vue, à l'odeur, aux pratiques sexuelles de son/sa partenaire. La routine s'installe et elle casse la libido, friande d'imprévu. S'ajoute à cela un excès d'intimité « non sexuelle » qui tue le désir : on fait moins attention à son apparence physique, à son hygiène, par exemple.

Le désir sexuel s'entretient, il est chimique. Lorsque l'on fait l'amour, on libère une hormone du bien-être, l'ocytocine. Si l'on a des rapports avec la même personne, par exemple depuis 20 ans, cette libération d'hormone est moins importante. Par conséquent, il est normal que l'impression de bien-être s'atténue au fil du temps. (Emmanuelle Moulart, sexologue clinicienne – entretien du 5 janvier 2017)

LE SAVIEZ-VOUS ?

« Il est possible de faire un parallèle avec une expérience réalisée sur des rats : si l'on place un rat dans une cage et qu'on lui offre la compagnie d'une rate, son pic sexuel augmente sensiblement jusqu'à un certain niveau. Au fur et à mesure que le temps passe, sa testostérone diminue ainsi que son désir sexuel. Or, si une nouvelle rate est introduite dans la cage, les hormones du rat remontent à nouveau. » (Audrey Janssens, sexologue clinicienne – entretien du 7 janvier 2017)

LA DIMENSION PSYCHOLOGIQUE DE LA SEXUALITÉ

Il est indéniable que la dimension psychologique joue un rôle prépondérant dans notre vie sexuelle. Afin de vivre une libido épanouie, il convient avant tout de s'interroger sur le regard que nous portons sur nous-mêmes, sur notre corps, nos complexes. Comment nous ressentons-nous dans notre corps ? Quelle(s) conséquence(s) sur l'estime de moi revêtent mes complexes, mon regard critique sur mon corps ? Cela inhibe-t-il ma sexualité ? Si tel est le cas, un travail d'acceptation de ce que je suis devrait être envisagé.

Un autre questionnement important concerne nos représentations quant à la sexualité. Que pensons-nous de la sexualité ? Quelle place pensons-nous qu'elle doit occuper dans notre vie en général ? Est-ce un sujet tabou ou un sujet avec lequel nous sommes à l'aise ? Quel regard portons-nous sur nos désirs sexuels ? Avons-nous pu explorer en liberté notre corps en tant que corps sexué ? Autant de questions auxquelles la teneur des réponses a forcément un impact sur notre vie sexuelle, notre façon de la vivre avec suffisamment de naturel et de liberté.

La libido est aussi influencée par la relation de couple et l'état psychologique de chacun des partenaires au moment de l'acte. Il va de soi qu'un couple en crise pour quelque raison que ce soit aura plus de chance d'éprouver des difficultés à vivre une sexualité épanouie. De même, une personne en souffrance psychique pourra voir son désir sexuel impacté à la baisse. Ainsi, notre libido connaît des fluctuations en fonction de notre environnement, de nos préoccupations financières, familiales, conjugales ou professionnelles, de nos obligations, de notre niveau de stress, etc. Bref, tous les événements positifs et négatifs qui traversent nos vies ont un impact sur notre libido.

Emmanuelle Moulart insiste sur le fait qu'il est très important d'analyser le temps que vous consacrez à vous-même au quotidien (entretien du 5 janvier 2017). Avant de se sentir bien avec son/sa partenaire, il faut être en paix avec soi-même. Vous avez sûrement une vie trépidante, vous êtes très actif/active au travail, vous devez vous occuper de vos enfants, des tâches ménagères... stop !

Calculez combien d'heures vous passez par semaine à vous occuper de vous, à effectuer des choses que vous aimez, qui vous font du bien, comme faire du shopping, du sport, voir vos ami(e)s, etc. Pour vous sentir bien dans votre tête et dans votre corps, vous devez prendre au minimum une heure par jour pour vous. Vous serez plus détendu sous la couette et cela provoquera inexorablement un changement dans votre vie sexuelle.

En outre, il est impossible de ressentir du plaisir si votre esprit divague vers des pensées qui engendrent du stress, de l'anxiété, comme le souvenir d'un travail à rendre, d'un rapport à finir, de l'absence ou d'un oubli de contraception et la crainte d'une éventuelle grossesse qui pourrait en découler, d'une épilation négligée ou d'une lingerie peu sexy. Toutes ces pensées peuvent tourner en boucle dans votre tête : oubliez-les le temps du rapport sexuel.

Dans le même ordre d'idée, il est difficile d'avoir du plaisir si votre esprit est focalisé sur celui-ci.

Beaucoup de couples cherchent à atteindre l'orgasme coûte que coûte durant les rapports sexuels. Ils sont tellement concentrés psychologiquement sur cette idée qu'aucun plaisir ne se fait ressentir. C'est normal, plus vous serez en attente, plus vous réfléchirez, plus vous serez tendu(e) et moins vous aurez de plaisir. Il vaut donc mieux se laisser envahir par les sensations qui enveloppent votre corps.

Notre vie sexuelle est également liée aux représentations que la société dans laquelle nous évoluons véhicule à son sujet. Ainsi, il importe de parvenir à faire fi de la pression sociale, des représentations véhiculées par les médias qui nous influencent au quotidien (voir <u>Faire fi de la pression sociale</u>).

LE RÔLE DES HORMONES

Aussi surprenant que cela puisse encore nous paraître, notre libido, l'intensité et les variations de notre désir sexuel sont intimement liées à notre vie hormonale. Et attention, cela est vrai autant pour les femmes que pour les hommes ! Nous allons à présent découvrir de quelles façons les hormones influencent notre sexualité.

Fluctuations hormonales féminines

Le cycle menstruel

Le cycle menstruel

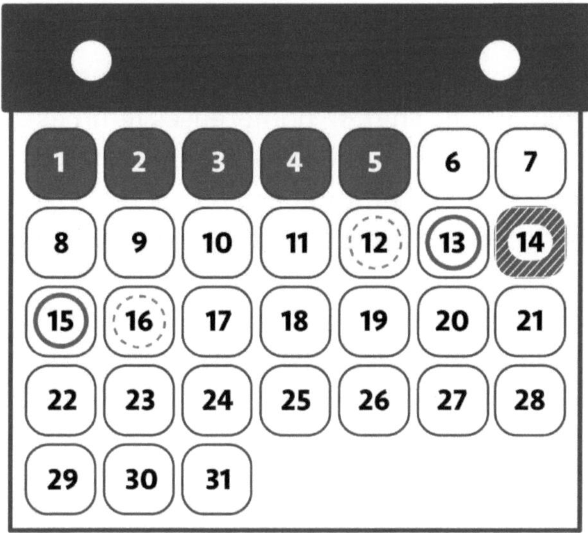

Les hormones (progestérone et œstrogènes), libérées lors du cycle menstruel, jouent un rôle prépondérant dans l'excitation sexuelle des femmes. En effet, il existe une corrélation entre leurs taux de concentration dans le sang et la libido.

Ainsi, une augmentation de l'excitation sexuelle est remarquée chez de nombreuses femmes aux alentours de l'ovulation, environ huit heures avant celle-ci, à un moment où les œstrogènes connaissent un pic de sécrétion. Certaines femmes ressentent aussi une montée de désir lors de leurs menstruations, plus particulièrement le deuxième et le troisième jour des règles, une période où le niveau des œstrogènes remonte dans le sang.

La grossesse et l'accouchement

Lorsqu'une femme tombe enceinte, sa libido est chamboulée. Certaines femmes constatent que leur désir sexuel est plus intense durant la grossesse. D'autres, au contraire, ne portent plus qu'un intérêt très limité à leur sexualité.

C'est évidemment tout à fait normal de ressentir une chute de libido pendant la grossesse. Le corps subit des bouleversements. Certaines femmes se sentent nauséeuses, plus fatiguées et supportent simplement moins bien le fait d'être enceintes. D'autres ont peur de faire mal à leur bébé. Certaines femmes peuvent éprouver des difficultés à se positionner pendant l'acte sexuel à cause des nouvelles formes de leur corps. Elles se sentent aussi moins désirables avec leurs nouvelles courbes, plus encore lors du dernier trimestre. La future maman est parfois gênée par son corps plus lourd, son dos et ses jambes sont parfois douloureux et elle s'essouffle plus rapidement. Pas de panique, vous retrouverez votre libido plus tard, quelques semaines après votre accouchement.

Cependant, le deuxième trimestre est souvent une période favorable durant laquelle la libido bat son plein. En effet, le placenta sécrète de nouvelles hormones qui ont un impact direct sur l'envie sexuelle : le taux d'œstrogène est plus élevé, les organes génitaux et les seins sont mieux irrigués par le sang. Beaucoup de femmes enceintes atteignent l'orgasme plus facilement et plus intensément qu'avant durant cette période.

La ménopause

La ménopause est un processus biologique naturel qui marque l'arrêt des menstruations et la baisse, puis l'arrêt total de la production des hormones, sécrétées par les ovaires. Elle touche les femmes entre 45 et 55 ans. Au niveau physique, la ménopause peut entraîner par exemple des insomnies, une prise de poids, une chute de la libido, des sueurs nocturnes, des bouffées de chaleur, ou encore des infections urinaires.

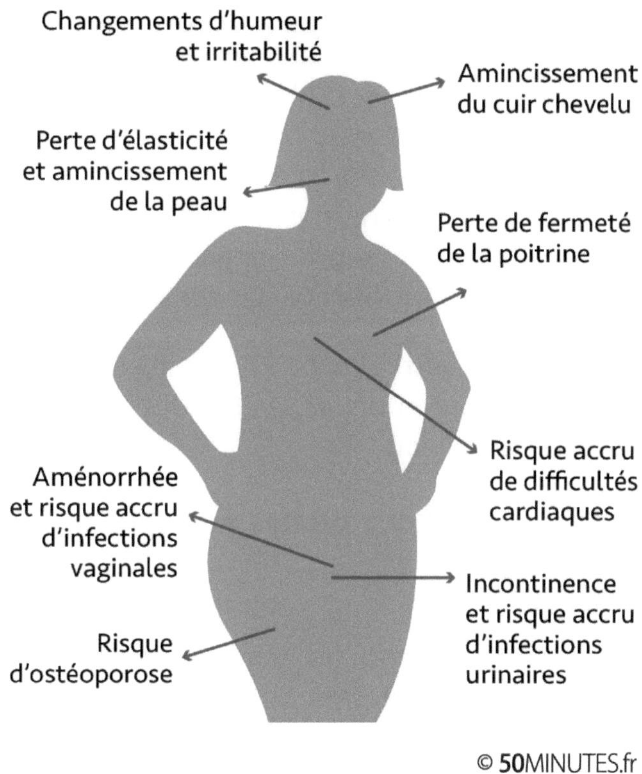

La baisse de la libido est courante au moment de la ménopause. Cela est dû à la baisse de la production d'hormones féminines et donc à l'absence des pics hormonaux de l'ovulation. S'ajoutent à cela les désagréments physiques comme des douleurs au cours de la pénétration dues à une potentielle sécheresse vaginale.

Des désagréments psychologiques peuvent aussi voir le jour. Les femmes ménopausées peuvent perdre confiance en elle : le corps n'a plus la possibilité de se reproduire, et cela peut jouer sur leur moral, elles se sentent moins désirables. Cela a évidemment une incidence sur leur sexualité.

A contrario, d'autres vont se sentir libérées de la prise de contraceptifs et connaître une renaissance de leur libido.

Fluctuations hormonales masculines

L'andropause

À partir de 40 ans, les hommes connaissent l'andropause. Ce terme renvoie à l'ensemble des symptômes physiologiques liés à la baisse de la sécrétion de testostérone. Cela cause une diminution de l'appétit sexuel et engendre des problèmes érectiles. Les hommes peuvent aussi souffrir d'insomnie, de troubles de l'humeur, prendre du poids, ou encore transpirer de manière excessive, par exemple. Ces manifestations peuvent influencer l'estime de soi et son image corporelle.

LA PARENTALITÉ

Le fait de devenir parent constitue un changement sur lequel il est pertinent de s'arrêter. En effet, la parentalité a la particularité d'entremêler les chamboulements hormonaux et psychologiques, et ce chez la femme tout comme chez l'homme.

« J'ai un enfant d'un an. Depuis que j'ai accouché, je n'ai absolument plus de libido. » (Sarah, 32 ans)

Si l'accouchement signe la fin de la grossesse, il peut aussi bloquer vos envies sexuelles. Les causes sont diverses chez les femmes : bouleversement hormonal à cause de la grossesse, augmentation de la prolactine (l'hormone de l'allaitement), le *baby blues* (déprime postnatale due au changement hormonal que subit le corps), la fatigue, les difficultés d'accepter son nouveau corps marqué par cette grossesse, le fait qu'il faut s'occuper constamment de son bébé, etc. L'accouchement peut aussi diminuer le tonus des muscles vaginaux, ce qui peut atténuer les sensations lors des rapports sexuels, pendant un à trois mois après la naissance.

Il est aussi possible que certaines femmes culpabilisent à l'idée de reprendre une vie sexuelle, parce que cela leur donne le sentiment d'être plus femmes que mères, ce que certaines refusent. Pourtant, la mère est avant tout une femme, elle doit continuer à combler ses besoins, même sexuels. C'est tout à fait normal.

Les hommes ressentent aussi un changement au niveau de leur sexualité lorsqu'ils accèdent à la paternité. Le corps de leur femme a changé, elle est moins disponible, plus fatiguée. Certains pères ayant assisté à l'accouchement sont perturbés par le côté « désérotisant » de l'acte.

Le père peut même ressentir de la jalousie envers le bébé. En effet, celui-ci reçoit des caresses, des sourires, le sein, et parfois, l'attention permanente de sa compagne, ce qui n'est pas toujours facile à accepter. En outre, d'un point de vue psychologique, ils doivent eux aussi faire face à leurs nouvelles responsabilités de père, s'occuper du bébé, etc.

Ainsi, lorsque les partenaires deviennent parents, ils se focalisent parfois tellement sur leur bébé qu'ils délaissent leur couple. D'ailleurs, c'est bien souvent le nourrisson qui comble une grande partie du manque affectif que ce détachement entraîne. Les nuits sont souvent courtes et ponctuées de réveils intempestifs pour les parents, ce qui entraîne de la fatigue, souvent incompatible avec la libido. Un bébé demande aussi une constante attention, une nouvelle organisation familiale, ce qui chamboule le couple et ses habitudes, dont celles touchant à la vie sexuelle.

LES TROUBLES DE LA SEXUALITÉ

Douleurs et troubles pathologiques

> « Il est possible de ressentir des douleurs qui rendent les rapports sexuels moins agréables, voire impossibles. Dans de pareils cas, il est conseillé généralement de cesser toute activité sexuelle. » (Emmanuelle Moulart, sexologue clinicienne – entretien du 5 janvier 2017).

En effet, il semblerait que le corps enregistre toutes les expériences, bonnes ou mauvaises, dans une mémoire corporelle. S'il a mémorisé de bonnes expériences, la confiance sexuelle est renforcée et le désir peut pleinement s'épanouir. Par contre, si par exemple, vous avez ressenti une douleur lors du rapport sexuel, vous pourriez appréhender le prochain, et vous risquez d'être plus tendu(e) et donc d'éprouver moins de désir.

Même si cela peut vous gêner, n'hésitez surtout pas à aller consulter un généraliste, un gynécologue, un urologue, ou un sexologue si vous souffrez de douleurs lors des rapports sexuels. Un spécialiste pourra en déterminer la source de ces problèmes et apporter un traitement approprié.

Notez aussi que la fatigue (à cause d'un surmenage, d'une maladie, d'un traitement thérapeutique, etc.) a une influence très importante sur les rapports sexuels : lorsque l'on manque de sommeil, on a tendance à s'endormir immédiatement, une fois allongé(e) !

Dysfonctionnements sexuels chez l'homme

Voici une liste non exhaustive des dysfonctionnements sexuels les plus courants chez les hommes :

- **la panne sexuelle** est un dysfonctionnement érectile ponctuel ;
- **l'impuissance sexuelle** consiste en une incapacité totale à obtenir une érection ;
- **l'éjaculation précoce** a lieu lorsque l'homme n'arrive pas à maîtriser le moment de son éjaculation ;
- **les maladies sexuellement transmissibles** ;
- **le priapisme** consiste en une érection persistante et souvent douloureuse.

Les causes de tous ces troubles sexuels masculins peuvent être multiples : hormonales, artérielles, médicamenteuses, psychologiques, comportementales, ou survenir lors d'une consommation excessive d'alcool ou de drogue. Une maladie appelée l'hypogonadisme (dysfonctionnement des testicules) diminue aussi la production de la testostérone, réduisant sensiblement l'envie d'avoir un rapport sexuel. Des thérapies hormonales sont utilisées pour vaincre ces problèmes : on peut recourir à l'apport artificiel de testostérone par injection, gel ou sous la forme d'un patch de testostérone placé sur le dos, l'abdomen, le bras ou les cuisses.

Notons que si le Viagra peut aider les hommes à avoir une érection forte et durable en stimulant l'afflux sanguin du pénis, il est inutile pour traiter une libido faible.

Dysfonctionnements sexuels chez la femme

Si la femme ressent de la douleur lors des rapports sexuels, il se peut qu'elle souffre d'une mauvaise lubrification vaginale. Dans ce cas, ne perdez pas de vue que les bains trop chauds, les déodorants vaginaux, les savons parfumés attaquent les secrétions naturelles.

Il suffit aussi parfois, simplement, que le/la partenaire soit trop brusque et/ou que le sexe masculin soit particulièrement imposant pour qu'une douleur apparaisse.

Voici quelques autres causes des douleurs ressenties par la femme pendant les rapports sexuels :

- **la dyspareunie** consiste en des douleurs pendant ou après la pénétration vaginale qui peuvent devenir chroniques. Les causes peuvent être pathologiques et toucher l'utérus et/ou les ovaires, ou encore psychologiques et découler, par exemple, d'un traumatisme sexuel ;
- **le vaginisme** apparaît lorsque les muscles vaginaux se contractent au moment du coït, ce qui le rend très difficile ;
- **la vestibulite** correspond a une inflammation des muqueuses qui entourent l'entrée du vagin ;
- **les maladies sexuellement transmissibles**, par exemple l'herpès ou les mycoses génitales ;

- **l'endométriose**, maladie gynécologique chronique, est également responsable de douleurs lors de la pénétration.

Traitements médicamenteux

La pilule contraceptive, les antihistaminiques, les antidépresseurs, les diurétiques, les anxiolytiques, les épileptiques, ainsi que les neuropathiques peuvent causer une perte de la libido, de même que les maladies graves et chroniques, ainsi que leurs traitements.

La pilule contraceptive peut influencer la sexualité féminine : certaines femmes ne ressentent plus les pics de désir sexuel. Mais d'autres trouvent, au contraire, que la pilule permet de s'abandonner plus librement au plaisir, car elles ne doivent plus se préoccuper d'une grossesse éventuelle.

Certains médicaments, comme ceux qui régulent la tension, diminuent l'afflux du sang vers les organes génitaux, ce qui peut provoquer des problèmes d'érection chez l'homme.

Quelques précautions

Même si vous constatez une baisse du désir sexuel, n'arrêtez jamais un traitement médicamenteux sans avoir au préalable consulté votre médecin. Lui seul est habilité à changer éventuellement la molécule du médicament qui pourrait « affecter » le désir. Soulignons toutefois qu'il est parfois très malaisé d'établir une corrélation entre les deux.

COMMENT DYNAMISER LE DÉSIR DANS SON COUPLE ?

PORTER UN REGARD BIENVEILLANT SUR SOI-MÊME

Avant toute chose, il importe de parvenir à poser un regard positif et bienveillant sur son propre corps : le désir de l'autre passe d'abord par l'amour de soi. Il est conseillé de prendre du temps pour soi et d'écouter ses propres attentes et envies.

Il faut accepter son corps tel qu'il est, oublier ses complexes (petite poitrine, trop de ventre, peu de fesses) et accentuer ses atouts. Chaque individu a des défauts, et c'est tout à fait normal ! Une fois dévêtues, les femmes se montrent souvent plus complexées que les hommes. Pourtant, la majorité des hommes sont excités à la vue d'une femme nue, quelles qu'en soient les formes. Si vous n'êtes vraiment pas satisfait(e) de votre physique, essayez d'y remédier en faisant du sport et en mangeant sainement. Prenez soin de vous : utilisez des produits de soin corporel, des parfums, des huiles.

Apprenez surtout à vous accepter tel que vous êtes : personne n'est parfait, ne l'oubliez pas. La personnalité ne se résume pas à l'apparence physique ! À partir de là, rendez-vous désirable !

SE RENDRE DÉSIRABLE

Se rendre désirable, c'est comme revenir à l'état de séduction du début de votre relation. Portez des sous-vêtements attirants, faites attention à vos cheveux, à vos vêtements, à votre parfum. Soyez sûr(e) de vous et de l'effet que vous produisez sur l'autre. Bref, rendez-vous irrésistible. Vous verrez, vous aurez l'impression de dégager quelque chose de sexy, et votre libido suivra certainement.

> « J'adore porter des talons sexy et de la lingerie fine pour voir des étoiles dans les yeux de mon chéri. » (Samantha, 40 ans)

MIEUX SE CONNAÎTRE GRÂCE À LA MASTURBATION

Une vie sexuelle épanouie passe par la connaissance de son propre corps, pourtant la masturbation est encore relativement taboue chez de nombreuses personnes. Son but est de se faire plaisir en ayant recours, ou non, à des fantasmes ou à des *sex toys*. Les femmes s'y consacrent, en moyenne, une fois par semaine, et cela peu avant l'âge de 20 ans. Les hommes, quant à eux, se masturbent deux fois plus et commencent vers 12 ans. 95 % des femmes qui s'adonnent à cette pratique atteignent l'orgasme plus facilement parce qu'elles connaissent mieux leur corps et ce qui leur fait plaisir.

La masturbation est bénéfique pour le corps et apporte les avantages d'un rapport sexuel : une sensation de bien-être provoquée par la sécrétion d'ocytocine et une augmentation de l'espérance de vie. Elle permet de savoir quels sont les gestes qui vous excitent exactement.

FAIRE FI DE LA PRESSION SOCIALE

Il est important de ne pas se laisser influencer par les diverses représentations en matière de sexe que véhicule la société à travers les médias, et qui ont parfois pour conséquence de sortir la sexualité de la sphère privée.

> « Il faut garder la sexualité dans la sphère privée. De nos jours tout est exposé, dévoilé, dit. Lorsqu'à 25 ans, on a déjà fait le tour de la question, il reste encore une longue vie sexuelle à combler… » (Sonia Mezoughi, sexologue et psychanalyste – entretien du 28 décembre 2016)

Les médias banalisent trop le sexe et donnent parfois une image erronée de la femme, de l'homme et du sexe en général. Par exemple, les publicistes et les cinéastes n'hésitent pas à utiliser le corps de la femme (bouche entrouverte, sourires provocants, etc.) à des fins commerciales. Les femmes y sont d'ailleurs bien souvent montrées comme des objets sexuels. Dans de nombreux films, publicités, ouvrages, la femme doit satisfaire l'homme, elle est vue comme une femme soumise, prête à tout pour le conquérir. L'homme est quant à lui présenté comme un être extrêmement viril, fort, puissant, voire dominateur, ou du moins protecteur.

Par le biais des médias, notre société véhicule aussi des canons de beauté qui mettent l'accent, de manière exagérée, sur la perfection physique.

« Dans notre société, la perfection est très importante. C'est dramatique, car cela met des complexes en place alors que pour être bien dans sa sexualité, il ne faut pas avoir une plastique parfaite. La beauté n'est pas une question de physique, mais d'attitude. Lors des rapports sexuels, on n'a pas besoin d'être parfait physiquement, d'ailleurs personne ne l'est ! » (Emmanuelle Moulart, sexologue clinicienne – entretien du 5 janvier 2017)

Ces clichés sont imprégnés de normes sociales, culturelles et traditionnelles qu'il ne faut pas hésiter à remettre en cause afin de se sentir plus libre dans notre sexualité. En effet, ces interprétations ne sont pas réelles, et peuvent nuire à l'image que nous avons de nous-mêmes et de notre sexualité, car elles ne collent pas à la réalité.

SURPRENDRE SON/SA PARTENAIRE

Nous avons vu que l'une des principales causes de l'essoufflement de la libido réside dans la routine qui s'installe inévitablement lorsqu'une relation de couple dure depuis un certain temps. Dès lors, d'un point de vue plus pragmatique, il est intéressant d'adopter des comportements que votre partenaire ne connaît pas et qui vont le surprendre, comme lui envoyer un message explicite s'il n'a pas l'habitude d'en recevoir, ou proposer une nouvelle position pour changer du traditionnel missionnaire. L'important est de sans cesse se renouveler : la routine est l'ennemie du désir.

Énormément de choses sont possibles dans la sphère sexuelle à partir du moment où les deux partenaires sont d'accord. Il ne faut en revanche jamais se forcer à avoir un rapport sexuel ou obliger son/sa partenaire. Une vie sexuelle riche passe par l'écoute de ses propres attentes et de celles de l'autre.

- Laisser un petit mémo sur le frigo pour y partager des petits mots doux ou, pourquoi pas, plus intentionnels (attention alors à l'éventuelle présence de tiers ou d'enfants dans votre maison !). Ainsi, à la place d'inscrire « N'oublie pas d'acheter du pain », préférez un charmant « Vivement ce soir, dans tes bras ! ».
- Prendre une douche ensemble.
- Instaurer des nouveautés dans son couple comme, par exemple, suivre un cours d'effeuillage burlesque ou de danses latines.
- Se donner de petits rendez-vous à deux dans des bars, des restaurants, des hôtels.
- Réserver une escapade en tête-à-tête, loin des tracas de la vie quotidienne.
- Aller au lit en même temps que son/sa partenaire pour ainsi créer un rituel qui fortifie la relation amoureuse. Les confidences sur l'oreiller peuvent aussi s'avérer un bon moyen de faire renaître

LA COMMUNICATION DANS LE COUPLE

Lorsqu'un couple rencontre des problèmes d'ordre sexuel, des sentiments de colère, d'amertume ou de trahison peuvent en découler. Ceux-ci engendrent généralement une sorte de *statu quo* entre les deux amants, qui risquent alors de laisser leur couple s'enliser dans le silence. Conséquence directe : leur sexualité a de fortes chances de chuter drastiquement. De même, lorsqu'un couple vit des difficultés, une crise, cela a généralement un impact négatif sur leur intimité sexuelle. Difficile de se laisser aller à la rencontre amoureuse avec le/la partenaire quand on ressent souvent pour lui/elle des sentiments plutôt agressifs, revendicateurs, ou de la déception.

On ne le dira jamais assez : une bonne communication est la clé d'un couple réussi, y compris sur le plan sexuel. Elle est indispensable pour dissiper les malentendus, les sources de frustration, les interprétations hâtives, les incompréhensions et les insatisfactions, qui peuvent générer des blocages au lit. Lorsque l'on communique sereinement, on se rapproche de son/sa partenaire. Cela améliore considérablement la vie sexuelle du couple. Une communication bien établie permet de mettre en avant ce qui peut poser problème et de trouver des solutions en concertation.

Il est aussi primordial de discuter de projets, d'en concevoir ensemble, d'échanger des points de vue, de se raconter les anecdotes de sa journée, etc. Cela a généralement pour conséquence de nourrir l'attention, le respect et la curiosité saine envers son/sa partenaire. On alimente alors le bien-être et le désir de partager une intimité dans son couple.

Dans le même ordre d'idée, il est aussi de grande importance de parler le plus possible et sans tabou de sexualité, de favoriser les moments où l'on se confie à son/sa partenaire et où on lui fait part de ses attentes et de ses désirs sexuels de manière positive et explicite, mais surtout de façon sincère.

Vous l'aurez compris, la vie sexuelle d'un couple n'est pas purement physique : entrent en jeu les sentiments et l'entretien de la passion. Il est donc indispensable de rappeler quotidienne-ment ses sentiments et sa tendresse à l'autre, de lui dire à quel point on tient à son/sa partenaire et combien on est bien avec lui/elle. Ainsi, les partenaires retrouveront de l'intimité et de la complicité amoureuse, et verront leur couple renforcé.

En outre, il est de bon aloi de poser un regard bien veillant également sur l'autre et s'attarder sur ses qualités plutôt que sur ses défauts. Il est important de valoriser la personne qu'on aime en n'hésitant pas à lui dire à quel point elle est belle, désirable, excitante, etc. Le/la partenaire devient alors quelqu'un de spécial et se sent à la fois désiré(e) et désirable.

Le saviez-vous ?

Les compliments représentent la première étape vers l'orgasme, car ils améliorent la confiance en soi et la complicité sexuelle.

PRENDRE DU TEMPS À DEUX

Les deux partenaires doivent se rendre disponibles l'un pour l'autre et pour un (potentiel) rapport sexuel. Se retrouver en couple est primordial, et ce malgré le train de vie parfois tumultueux de chacun.

Il faut aussi prendre son temps au moment de la rencontre sexuelle : se regarder, se caresser, se déguster sans se presser ; effectuer de longs préliminaires, faire des caresses et des baisers, tout cela peut déjà susciter l'envie sexuelle. Le désir sera décuplé s'il augmente lentement et s'il n'est pas directement assouvi. Les zones érogènes (seins, cou, intérieur des cuisses, etc.) sont parfois oubliées, pourtant, une fois stimulées, elles apportent énormément de plaisir.

« Je pense que pour qu'un couple ait une vie sexuelle sereine, il faut du temps. Mais tout le monde manque cruellement de temps entre les obligations professionnelles, parentales, familiales… La sexualité ne se glisse pas entre la poire et le fromage. Ce n'est pas quelque chose que l'on programme dans un agenda. Il est préférable de garder des plages vides dans son emploi du temps et de prévoir des moments où, par exemple, on peut déguster un verre de vin ou s'adonner à une activité ludique à deux… Peut-être que cela va déboucher sur quelque chose de sexuel. » (Sonia Mezoughi, sexologue et psychanalyste – entretien du 28 décembre 2016)

S'il est primordial de se réserver du temps à deux, Audrey Janssens insiste également sur le fait qu'un couple doit avoir un lieu qui soit propice aux rapports sexuels : un manque de confort (un lit qui grince trop) ou d'intimité peut bloquer toute envie. Elle conseille de bannir les écrans, le bureau, les animaux de compagnie de la chambre à coucher, et de mettre une clé sur la porte pour éviter que les enfants ne viennent interrompre ces moments.

DES OUTILS POUR RAVIVER LA PASSION

Les accessoires et les jeux érotiques

Les accessoires érotiques comme les *sex toys* s'avèrent de bons moyens de pimenter sa vie sexuelle et de redécouvrir son corps et celui de l'autre. Il en existe pour tous les goûts : des vibromasseurs, des godemichés, des boules de geisha, des menottes, des œufs vibrants télécommandés, etc.

Cependant, ils ne conviennent pas à tous, et il importe avant tout de se demander si l'on a envie de tenter ce genre d'expérience, seul ou en couple, et si le/la partenaire en a aussi envie.

Les jeux érotiques, quant à eux, apportent de la fantaisie dans le couple. Il s'agit de jeux créés dans le but de pimenter sa vie sexuelle. Certains permettent de se réconcilier avec les préliminaires. Ils reposent parfois sur l'utilisation de cartes, des menottes, de pions, etc. Parfois, seul l'imaginaire suffit : le plus en vogue est le jeu de rôle qui implique d'inventer un scénario coquin, comme celui de s'imaginer dans la peau d'une infirmière, d'un pompier ou d'une institutrice, etc. S'adonner à un strip-tease, s'attacher les mains ou se bander les yeux pendant l'acte sexuel peut aussi exciter votre partenaire et lui faire découvrir de nouvelles sensations.

Les fantasmes

Développer votre imaginaire est bénéfique pour votre santé sexuelle ! Selon Emmanuelle Moulart, les fantasmes sont des représentations de l'imaginaire, conscientes ou inconscientes, qui améliorent la sexualité : on s'excite soi-même à force de penser et d'imaginer des scènes osées. Par exemple, s'imaginer avoir une relation sexuelle dans un endroit précis, avec une ou plusieurs personnes ou dans une certaine position sexuelle est parfois bien suffisant pour relancer le désir.

« Je remarque que les femmes qui ont moins de désir sexuel ont moins de fantasmes. Je propose, par exemple, à mes patients de lire des romans ou de regarder des séries érotiques. Les mises en scène vont éveiller leur désir. On peut tout

De manière générale, il est intéressant de constater que les hommes ont davantage tendance à vouloir concrétiser leurs fantasmes, contrairement aux femmes qui préfèrent les garder à l'état de rêves.

Chacun est libre de partager ses fantasmes et de les dévoiler à l'autre, mais il n'est en aucun cas recommandé de les réaliser absolument. Cependant, sachez que les exprimer ou les mettre en œuvre aura forcément un impact sur la rencontre sexuelle. Si vous avez envie de les vivre, fixez bien les règles au préalable. N'oubliez pas que votre fantasme, une fois concrétisé, risque de perdre de son attrait.

Par contre, les fantasmes demandant l'intervention d'une tierce personne dans l'acte sexuel comme le triolisme ou l'échangisme ne sont pas sans risque pour le couple. Cette tierce personne peut dès lors susciter la jalousie du/de la partenaire et briser le couple : prudence, donc.

Il ne sera jamais question de forcer son/sa partenaire à les assouvir, s'il/elle ne le désire pas. Il ne faut pas oublier que les fantasmes doivent demeurer un jeu libre dans le respect de chacun.

La pornographie et la littérature érotique

Les films et la littérature érotique ou pornographique peuvent être d'excellents moyens de raviver les libidos en berne. Profiter de l'un de ces produits peut être un moyen de provoquer l'excitation qui conduit au désir sexuel et une façon de nourrir ses propres fantasmes. Ils peuvent donc être une source d'inspiration pour les couples. Certains les regardent de manière passive sans avoir une activité sexuelle simultanée, d'autres de façon active, trouvant à travers eux une manière de s'exciter et de s'inspirer.

Cependant, la pertinence du recours à la filmographie pornographique pour raviver la libido pose question et est loin de faire l'unanimité chez les spécialistes. L'un de leurs arguments repose sur l'aspect irréel de ces films. Dans les vidéos pour adultes, on sélectionne en effet les acteurs parce qu'ils ont des aptitudes ou des caractéristiques physiques hors normes. Comme ces personnes ne représentent pas la réalité, ces films sont de pures fictions qui peuvent faire naître des complexes.

> « La sexualité a changé avec Internet. Il existe un accès très facile à la sexualité pornographique. Et comme la pornographie prend beaucoup de place, elle occulte le fait que la sexualité ne se résume pas à cela. L'érotisme a finalement peu de place. La pornographie, c'est une forme de sexualité, mais ce n'est pas toute la sexualité ! » (Sonia Mezoughi, sexologue et psychanalyste – entretien du 28 décembre 2016)

En outre, la pornographie peut engendrer une addiction, aussi bien chez les hommes que chez les femmes, qui risque de causer des problèmes sexuels à terme si le sexe devient quelque chose de mécanique. L'un des partenaires pourrait finir par se contenter de se masturber devant des films pornographiques et ne plus avoir envie de l'autre.

De plus, la pornographie à outrance inhibe l'imaginaire érotique et les fantasmes. Afin de contrer cet écueil, Audrey Janssens conseille à ses patients de préférer lire des bandes dessinées érotiques, car ce sont des images non animées qui ravivent les fantasmes au lieu de les tuer.

L'AVIS DE L'EXPERT

« Avoir recours à la pornographie dans un couple, entre adultes consentants qui ont choisi le film ensemble, peut éveiller le désir et donc dans ce cas-là, pourquoi pas ? Par contre, si l'un des deux partenaires est forcé par l'autre, je pense que cela va lui couper toute envie. » (Audrey Janssens, sexologue clinicienne – entretien du 10 janvier 2017)

ENTRETENIR LA LIBIDO AU QUOTIDIEN

Lorsque le couple se trouve face à une baisse de la libido, nous avons vu dans le chapitre précédent qu'il était important de se sentir bien dans son corps et dans son couple et qu'il pouvait être intéressant d'avoir recours à des outils sexuels pour redynamiser son désir. Ces conseils sont aussi évidemment valables pour ce chapitre, qui traite plutôt de l'entretien de la libido au quotidien, même lorsqu'elle est déjà assez haute.

LES RENDEZ-VOUS AMOUREUX

Emmanuelle Moulart distingue quatre types de rendez-vous amoureux pour prendre du temps à deux au quotidien de manière simple et efficace :

- les couples devraient instaurer des activités en dehors de la maison, comme aller au restaurant, au cinéma, se balader au moins une heure ou deux chaque mois ;

- ils devraient aussi programmer des « ren-dez-vous » de minimum une demi-heure, une fois par semaine, au sein de la maison pour, par exemple, déguster un verre sur la terrasse ou regarder un film ensemble ;
- les couples devraient mettre en place des mo-ments plus érotiques (comme prodiguer des caresses, des bisous, des massages, des câlins à l'autre) sans qu'il y ait un rapport sexuel une fois par semaine, afin de rebooster la libido ;
- et enfin, ils devraient aussi aménager des mo-ments dédiés au sexe, chaque semaine, dans la mesure du possible.

> « J'ai retrouvé ma libido, perdue pendant cinq ans, en réinstaurant un rituel dans mon couple : certains soirs, vers 20 heures, j'enfile ma robe rouge, on déguste un verre de vin blanc à la table de la cuisine, on se dévore du regard et on sait tous les deux comment cela va finir. Quand je porte cette robe, mon mari sait que j'ai envie de lui, c'est comme un signal... » (Rebecca, 50 ans)

SE RAPPELER L'ESSENTIEL

Cela peut paraître aller de soi, mais il est toujours bon de se rappeler qu'il n'y a rien de pire que de se trouver face à un(e) partenaire qui n'a pas une hygiène irréprochable. Des vêtements peu propres, sentant la transpiration, une mauvaise haleine, des ongles sales, des pieds odorants, des cheveux gras, pour ne citer que quelques exemples, font chuter immanquablement la libido de votre partenaire. Votre partenaire n'est peut-être pas adepte de la cigarette et de l'odeur que vous dégagez quand vous venez de fumer, pensez-y ! Veillez donc à toujours prendre une douche et à vous changer après votre journée de travail. Bref, comme on l'a vu dans le chapitre précédent : rendez-vous désirable tous les jours. Votre partenaire n'en sera que plus ravi(e).

Les personnes consommant de l'alcool de manière quotidienne et non modérée s'étonnent souvent de constater que leur mari ou leur femme ne souhaite plus avoir de rapport sexuel. Lorsque vous consommez ce type de boisson, vous sentez immanquablement votre breuvage. Votre attitude aussi change, pas toujours de façon positive. Si vous êtes un homme et que vous buvez de l'alcool, vous pouvez avoir du mal à avoir une érection. De façon générale, la boisson alcoolisée a un impact négatif sur la libido.

Éteignez la télévision, les tablettes et les smartphones et ne placez jamais ces appareils dans votre chambre à coucher ! Chronophages, ils vous empêchent de consacrer du temps à l'autre tous les jours.

Pour conclure cet ouvrage, nous pouvons dire que chaque couple a évidemment sa propre sexualité, car il n'existe pas une sexualité, mais des sexualités, et chacun doit trouver la sienne. Mais ne perdez pas de vue que dans un couple, il y aura toujours des efforts mutuels à fournir.

Le désir s'entretient au quotidien en prenant soin de soi. N'oubliez pas de vous consacrer une heure par jour à vous occuper de vous-même ! Occupez-vous aussi de l'autre, et octroyez-vous des moments à deux, tout en en cassant la routine.

Finalement, vivre en harmonie avec soi-même et avec son partenaire est la clé d'une vie sexuelle épanouie et d'une libido explosive !

FAQ

QUELLES SONT LES CAUSES LES PLUS FRÉQUENTES DE LA BAISSE DU DÉSIR DANS UN COUPLE ?

Les causes les plus fréquentes sont la fluctuation hormonale, les traitements médicamenteux, les pathologies, ou les douleurs qui rendent les rapports moins plaisants et diminuent immanquablement le désir. S'ajoutent à cela un manque de communication, des rancunes, des frustrations, des conflits, des tromperies, le stress, l'anxiété, une mauvaise image de soi, la dépression, la routine, la fatigue ; de même que des événements marquants comme un décès, des préoccupations financières, la perte d'un emploi, une rupture, des sévices sexuels, etc. De plus, actuellement, nous menons souvent, dans nos pays occidentalisés, un rythme de vie effréné où il devient difficile de préserver des moments pour sa vie sexuelle.

QUEL EST L'IMPACT DES FILMS PORNOGRAPHIQUES SUR LA LIBIDO ?

Les films pornographiques peuvent être une source d'inspiration pour les couples. Certains les regardent de manière passive sans avoir une activité sexuelle simultanée, d'autres de façon active. Regarder un porno peut être un moyen de provoquer l'excitation qui conduit au désir sexuel. Mais l'impact des films pornos peut aussi être assez paralysant lorsque son usage devient addictif. N'oublions pas non plus que les films pornographiques ne reflètent pas la réalité et que ce sont bien des acteurs qui simulent des actes sexuels. Ajoutons aussi que ces acteurs ont été choisis pour leurs caractéristiques physiques attrayantes ou leurs performances exceptionnelles.

MON/MA PARTENAIRE NE VEUT PLUS FAIRE L'AMOUR, QUE DOIS-JE FAIRE ?

Prenez le temps de lui parler de ce qui ne va pas. Montrez-vous présent(e) à ses côtés, mais ne la/

le jugez en aucun cas. Le désir de votre partenaire peut être en baisse à cause de divers facteurs qui n'ont rien avoir avec vous, comme des pressions extérieures, du stress, des changements d'humeur, de la fatigue physique, des emplois du temps surchargés, des préoccupations familiales, salariales, professionnelles, la consommation de drogues ou d'alcool ou un traitement médicamenteux, pour ne citer que quelques exemples.

LA PILULE CONTRACEPTIVE DIMINUE-T-ELLE LE DÉSIR SEXUEL ?

Cela dépend des pilules. Il est vrai que, parfois la pilule peut diminuer la libido. Mais à l'inverse, grâce à elle, certaines femmes ressentent plus de désir, car elles savent qu'elles ne risquent pas de tomber enceintes.

SI JE NE DÉSIRE PLUS MON/MA PARTENAIRE, CELA VEUT-IL DIRE QUE JE NE L'AIME PLUS ?

Le désir et l'amour sont des émotions différentes, il est possible de désirer quelqu'un que l'on n'aime pas et vice versa. Mais il ne faut pas penser que si l'élan sexuel est endormi, c'est que l'amour est parti.

LA BAISSE DU DÉSIR SEXUEL EST-ELLE LIÉE À L'ÂGE ?

La baisse du désir sexuel n'est en aucun cas liée à l'âge. Différents facteurs, à la fois physiques et psychologiques, influencent le déclenchement du désir sexuel comme le mode de vie, l'éducation, les hormones, les fantasmes, les sentiments. Cette diminution de la libido peut survenir à tout âge.

EST-IL POSSIBLE QUE JE NE RESSENTE PLUS JAMAIS DE DÉSIR POUR MON/MA PARTENAIRE ?

Normalement non, la baisse du désir sexuel est souvent passagère. Plus vite vous irez consulter, plus vite vous serez rassuré(e) sur un potentiel trouble physique. Un(e) sexologue pourrait aussi vous aiguiller sur la cause psychologique de cette situation. Interrogez-vous sur ce manque de libido : est-il dû à la routine ? À un problème interne à votre couple ? etc.

Votre avis nous intéresse !
Laissez un commentaire sur le site de votre librairie en ligne
et partagez vos coups de cœur sur les réseaux sociaux !

POUR ALLER PLUS LOIN

ENTRETIENS

- JANSSENS (Audrey) – Sexologue clinicienne spécialisée en troubles sexuels féminins (dyspareunies et vaginisme) – entretien du 7 janvier 2017.

- MEZOUGHI (Sonia) – Psychanalyste et sexologue – entretien du 27 décembre 2016.

- MOULART (Emmanuelle) – Sexologue clinicienne universitaire – entretien du 5 janvier 2017.

Sources bibliographiques

- « 6 idées érotiques à tester au lit », in *marieclaire.fr*, consulté le 2 janvier 2017. http://www.marie-claire.fr/,6-idees-erotiques-a-tester-au-lit,737283.asp

- ADAMS (Rebecca), « Les problèmes sexuels les plus courants selon les sexologues », in *huffingtonpost.fr*, octobre 2016, consulté le 28 décembre 2016. http ://www.huffingtonpost.fr/2014/11/24/les-problemes-sexuels-les-plus-courants-selon-les-sexologues/

- ANTONETTI (Justine), « 15 questions pour comprendre votre libido », in *aufeminin.com*, août 2015, consulté le 28 décembre 2016. http://www.aufeminin.com/desir-sexuel/comprendre-sa-libido-s1516393.html

- « Baisse de la libido pendant la grossesse : comment l'expliquer ? », in *magicmaman.com*, consulté le 2 janvier 2017. http://www.magicmaman.com/,les-hauts-et-les-bas-de-la-libido-pendant-la-grossesse,935,1106566.asp

- BERGERON (Emmanuelle), « La libido : qu'est-ce que c'est ? », in *passeportsante.net*, septembre 2013, consulté le 31 décembre 2016. http://www.passeportsante.net/fr/Maux/Problemes/Fiche.aspx ?doc=libido

- BERGERON (Emmanuelle), « Traitements médicaux de la baisse de libido », in *passeportsante.net*, septembre 2013, consulté le 9 janvier 2017. http://www.passeportsante.net/fr/Maux/Problemes/Fiche.aspx ?doc=libido-facteurs-de-risque

- BLANC (Catherine), « Le porno booste la libido des hommes », in *psychologies.com*, novembre 2007, consulté le 28 décembre 2016. http://www.psychologies.com/Couple/Sexualite/Desir/Articles-et-Dossiers/Le-porno-booste-la-libido-des-hommes

- BRUNO (Juliana), « Trop de porno nuit-il à la libido ? », in *madame.lefigaro.fr*, juin 2014, consulté le 28 décembre 2016. http://madame.lefigaro.fr/societe/trop-de-porno-nuit-libido-300614-882132

- CAILLEAU (Emilie), « Sexe : le secret d'une libido au top à la ménopause », in *topsante.com*, mars 2017, consulté le 15 mai 2017. http://www.topsante.com/couple-et-sexualite/sexualite/desir-plaisir/sexe-le-secret-d-une-libido-au-top-a-la-menopause-54255

- CHÂTEL (Véronique), « Ce qui influence le désir féminin », in *santemagazine.fr*, juillet 2014, consulté le 28 décembre 2016. http://www.santemagazine.fr/ce-qui-influence-le-desir-feminin-58767.html

- « Comment gérer une baisse de libido ? », in *aufeminin.com*, juin 2016, consulté le 28 décembre 2016. http://www.aufeminin.com/desir-sexuel/comment-gerer-une-baisse-de-libido-s642765.html

- CORDONNIER (Catherine), « Ménopause : donnez un coup de pouce à votre libido ! », in *topsante.com*, avril 2013, consulté le 28 décembre 2016. http://www.topsante.com/medecine/gyneco/menopause/vivre-avec/boostez-votre-libido-29225

- CORMONT (Alexandre), « Pimenter sa vie sexuelle : Tous les conseils d'un love coach ! », in *alexandre-cormont.com*, consulté le 28 décembre 2016. https://www.alexandrecormont.com/vie-de-couple/pimenter-sa-vie-sexuelle/

- COSTA-PRADES (Bernadette), « Enceinte, la libido redouble-t-elle ? », in *psychologies.com*, octobre 2012, consulté le 2 janvier 2017. http://www.psychologies.com/Couple/

Sexualite/Idees-recues/Articles-et-dossiers/
Enceinte-la-libido-redouble-t-elle

- COSTA-PRADES (Bernadette), « Ces hommes qui n'ont plus envie de sexe », in *psychologies. com*, août 2015, consulté le 28 décembre 2016. http://www.psychologies.com/Couple/ Problemes-sexuels/Libido/Articles-et-Dossiers/ Ces-hommes-qui-n-ont-plus-envie-de-sexe

- COHEN (Jean), KAHN-NATHAN (Jacqueline) et VERDOUX (Christine), *Le guide Marabout de la vie sexuelle*, Paris, Marabout, 2003.

- DEROY (Guillemette), VAUGIRARD (Armelle), et GRISONI (Pauline), « Sex toys, vibromasseurs et accessoires sexuels », in *cosmopolitan.fr*, consulté le 28 décembre 2016. http://www.cosmopolitan. fr/,sex-toys-et-accessoires,2117,1354105.asp

- DOGBE (Alexandra), « Sexe : osez enfin avouer vos fantasmes », in *topsante.com*, avril 2013, consulté le 28 décembre 2016. http://www.topsante. com/couple-et-sexualite/sexualite/desir-plaisir/ sexe-osez-enfin-avouer-vos-fantasmes-20747

- EUSTACHE (Isabelle), « Antidépresseurs : la sexualité en prend un coup », in *e-sante.be*, avril 2003, consulté le 28 dé- cembre 2016. http://www.e-sante.be/ antidepresseurs-sexualite-en-prend-coup/ actualite/451

- FERRERE (Vanessa), « La libido de la femme enceinte », in *neufmois.fr*, avril 2017, consulté le 15 mai 2017. http://www.neufmois.fr/ma-grossesse/1021-sexo-et-enceinte-la-libido-de-la-femme-enceinte

- FOÏS (Giulia), « Fantasmes : les femmes osent en parler », in *psychologies.com*, mai 2015, consulté le 28 décembre 2016. http://www.psychologies.com/Couple/Sexualite/Fantasmes/Articles-et-dossiers/Fantasmes-les-femmes-osent-en-parler

- FRANC DESAGES (Caroline), « Couple : comment raviver le désir ? », in *lexpress.fr*, mars 2017, consulté le 15 mai 2017. http://www.lexpress.fr/styles/psycho/couples-comment-raviver-le-desir-temoignages-et-conseils-de-sexologue_1263379.html

- GREINDL (Ivan), « Solutions à vos problèmes de couple : "comment améliorer notre sexualité ?" », in *pourvotrecouple.com*, 2012, consulté le 2 janvier 2017. http://pourvotrecouple.com/ameliorer-sa-relation-de-couple/ameliorer-la-sexualite.html

- « Grossesse : quelle influence sur la libido ? », in *topsante.com*, avril 2014, consulté le 1er janvier 2017. http://www.topsante.com/maman-et-enfant/grossesse/la-grossesse-au-quotidien/grossesse-quelle-influence-sur-la-libido-56171

- HORDÉ (Pierrick), « Ménopause et baisse de libido », in *sante-medecine.journaldesfemmes.com*, juin 2016, consulté le 15 mai 2017. http://sante-medecine.journaldesfemmes.com/faq/22109-menopause-et-baisse-de-libido

- « La dysfonction sexuelle féminine », in *passeportsante.net*, février 2017, consulté le 15 mai 2017. http://www.passeport-sante.net/fr/Maux/Problemes/Fiche.aspx ?doc=dysfonction_sexuelle_feminine_pm

- LE BRIS (Margaux), « Aphrodisiaques naturels : les aliments à déguster pour booster le désir », in *marieclaire.fr*, consulté le 2 janvier 2017. http://www.marieclaire.fr/,sexualite-aphrodisiaques-na-turels,20256,411683.asp

- LEFRANÇOIS (Pierre), « Sexualité : que faire lorsque la libido baisse ? », in *passeportsante.net*, consulté le 2 janvier 2017. http://www.passeportsante.net/fr/Communaute/Blogue/Fiche.aspx ?doc=sexua-lite-que-faire-lorsque-la-libido-baisse

- « Les antidépresseurs diminuent-ils la libido ? », in *allodocteurs.fr*, mai 2013, consulté le 30 décembre 2016. http ://www.allodocteurs.fr/actualite-sante-les-antidepresseurs-dimi-nuent-ils-la-libido-_10233.html

- MAZELIN SALVI (Flavia) et HIRT (Jean-Michel), *Rester amoureux et cultiver le désir*, Paris, Hachette Pratique, coll. « Les Ateliers de Psychologies magazine », 2010.

- MARX (Christophe), *Mais où est passée ma libido ?*, Paris, Eyrolles, 2005.

- ŒUVRARD-SAVOURET (Arthur), « 10 aphrodisiaques naturels qui vont booster votre libido », in *elle.fr*, consulté le 2 janvier 2017. http://

www.elle.fr/Love-Sexe/Sexualite/Dossiers/
aphrodisiaques-naturels-2948596

- OVARY (Caroline), « Sexo : 8 ingrédients aphrodisiaques pour le week-end », in *topsante.com*,
septembre 2016, consulté le 2 janvier 2017. http://
www.topsante.com/couple-et-sexualite/sexualite/
desir-plaisir/sexo-8-ingredients-aphrodisiaques-
pour-le-week-end745-9466

- ROSE (Caroline), « Calendrier du plaisir : quand
est-ce que ma libido est au top », in *elleadore.com*,
juillet 2009, consulté le 28 décembre 2016. http://
www.elleadore.com/article/calendrier-du-plaisir-
quand-est-ce-que-ma-libido-est-au-top-20763

- SASTRE (Peggy), « Sexualité féminine : le cycle
menstruel joue un rôle dans l'excitation », in
leplus.nouvelobs.com, janvier 2014, consulté le
2 janvier 2017. http://leplus.nouvelobs.com/
contribution/1123158-sexualite-feminine-le-cycle-
menstruel-joue-un-role-dans-l-excitation.html

- SENK (Pascale), « Libido masculine en berne :
les causes psychologiques », in *sante.lefigaro.
fr*, mai 2013, consulté le 8 janvier 2017. http://
sante.lefigaro.fr/actualite/2013/04/26/20431-libi-
do-masculine-berne-causes-psychologiques

- « Sexe et couple sans tabous : soyez curieux et
essayez des nouveautés comme la sodomie ou les
sex toys », in *sudinfo.be*, août 2014, consulté le
2 janvier 2017. http://www.sudinfo.be/1089545/
article/2014-08-28/sexe-et-couple-sans-tabous-

soyez-curieux-et-essayez-des-nouveautes-comme-la-sodo

- « Sextoys - Vibromasseurs, etc. », in *sante-medecine.journaldesfemmes.com*, septembre 2016, consulté le 2 janvier 2017. http://sante-medecine.journaldesfemmes.com/contents/418-sex-toys-vibromasseurs-etc

- « Sexualité : médicaments et libido ne font pas toujours bon ménage », in *allodocteurs.fr*, mai 2013, consulté le 30 décembre 2016. http://www.allodocteurs.fr/sexo/pratiques-et-libido/baisse-de-la-libido/sexualite-medicaments-et-libido-ne-font-pas-toujours-bon-menage_10258.html

- « Traitements médicaux de la baisse de libido », in *topsante.com*, mai 2014, consulté le 2 février 2017. http://www.topsante.com/couple-et-sexualite/sexualite/desir-plaisir/la-pilule-est-elle-bonne-pour-la-libido-58777

- VAGIANOS (Alanna), « Masturbation féminine : 13 bonnes raisons de s'y adonner fréquemment », in *huffingtonpost.fr*, octobre 2016, consulté le 30 décembre 2016. http://www.huffingtonpost.fr/2015/01/19/masturbation-feminine-bonnes-raisons-adonner-frequemment_n_6499222.html

- WONG (Brittany), « 10 conseils de sexologues pour une sexualité de couple plus épanouie », in *huffingtonpost.fr*, octobre 2016, consulté le 28 décembre 2016. http://www.huffingtonpost.fr/2016/05/31/10-conseils-sexologues-sexualite-couple-epanouie_n_10165154.html

- Yuhel (Isabelle), « La confiance sexuelle,
  ça s'apprend », in *psychologies.com*, septembre 2015, consulté le 28 décembre 2016.
  http://www.psychologies.com/Couple/
  Sexualite/Plaisir/Articles-et-Dossiers/
  La-confiance-sexuelle-ca-s-apprend/4#5

Sources complémentaires

- Kettenring (Maria), *Massages érotiques*, Paris,
  Marabout, 2014.

- Marzano (Michela), *La Pornographie ou l'épuise-
  ment du désir*, Paris, Buchet-Chastel, 2003.

- Richardson (Diana), *Slow sex*, Suisse, Almasta
  Éditions, 2013.

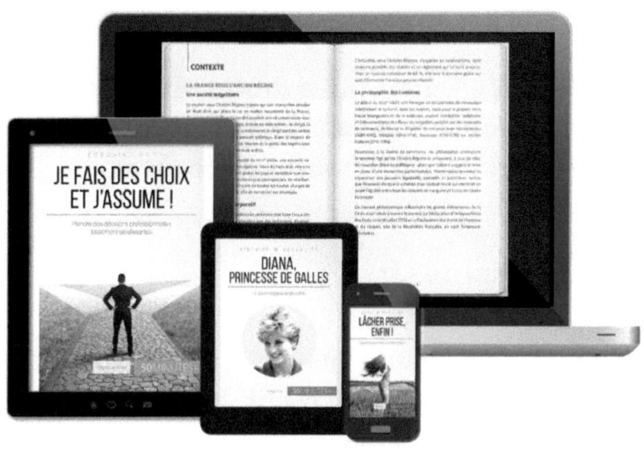
50MINUTES.fr
Art & Littérature
Business & Economics
Histoire & Société
Santé & Bien-être
JE FAIS DES CHOIX ET J'ASSUME !
DIANA, PRINCESSE DE GALLES
LÂCHER PRISE, ENFIN !
SOYEZ LÀ
OÙ ON NE VOUS ATTEND PAS !
www.50minutes.fr

www.50minutes.fr

Éditeur responsable : Lemaitre Publishing
Avenue de la Couronne 159 | BE-1050 Bruxelles
info@lemaitre-editions.com

ISBN ebook : 978-2-8062-6773-3
ISBN papier : 978-2-8062-6774-0
Dépôt légal : D/2018/12603/21
Photo de couverture : © yuriyzhuravov – Fotolia.com

Conception numérique : Primento,
le partenaire numérique des éditeurs.